Le guide pratique pour

VAINCRE LES CRISES D'ANGOISSE

La méthode naturelle pour vaincre les crises d'angoisse.
Les symptômes, les traitements et les exercices pour s'en débarrasser

Par

Diane SHULTER

En application de la loi du 11 mars 1957, il est interdit de reproduire intégralement ou partiellement le présent ouvrage, sur quelque support que ce soit, sans autorisation de l'éditeur.

ISBN 13 : 978-1502864918

Copyright text © Diane Shulter 2014
All Rights Reserved

Le guide pratique pour vaincre les crises d'angoisse

Table des matières

INTRODUCTION 3

CHAPITRE I - Qu'est-ce qu'une crise d'angoisse ? 5

CHAPITRE II - Comprendre le mécanisme d'une crise d'angoisse pour mieux la combattre 16

CHAPITRE III - De la première crise d'angoisse aux crises à répétition...25

CHAPITRE IV - Les différentes solutions pour combattre vos crises 32

CHAPITRE V - Le mode d'emploi pour guérir seul 43

CHAPITRE VI - L'entretien de votre réussite....................61

À VOUS DE JOUER 67

PRISE DE NOTES 68

INTRODUCTION

La palette des sentiments humains est vaste, oscillant entre joie, tristesse et euphorie, et il va de soi qu'il y en a certains dont vous vous passerez bien. Que dire par exemple de l'angoisse qui vient vous ronger dans des moments où tout est calme ? Ne préféreriez-vous pas être sereins et plein de joie? Pourtant, bien qu'elle soit désagréable, l'angoisse est un sentiment tout à fait naturel et même nécessaire. Elle fait partie de vous. C'est un peu comme la pluie qui vous fait apprécier le beau temps. Le problème avec l'angoisse, c'est lorsqu'elle se manifeste face à une situation qui à priori, ne devrait pas générer ce genre de sentiment.

Chez certains d'entre nous, l'angoisse ressentie est telle qu'elle vous amène à faire ce qu'on appelle une crise d'angoisse. Ces crises, que l'on appelle aussi *attaques de panique*, sont très répandues dans nos sociétés industrielles. Pourquoi ? C'est parce qu'on vous demande de faire toujours plus, toujours mieux et avec toujours moins. Beaucoup d'entre nous avouent souffrir d'anxiété. Et même si ces attaques de panique sont bien connues des professionnels de santé, elles restent malgré tout pour vous un sujet tabou. Vous percevez parfois cette situation comme une situation honteuse. Si les crises d'angoisse vous handicapent réellement le quotidien, il est tout à fait possible d'en guérir et de retrouver rapidement une vie plus sereine.

Dans ce guide, vous trouverez des explications sur les origines et sur les mécanismes des crises d'angoisse. Comprendre ce qui se passe au cours d'une attaque de panique est en effet une première étape importante vers le chemin de la guérison. Peut-être est-ce vous qui souffrez de crises d'angoisse ou bien l'un de vos proches ? Dans tous les cas, vous découvrirez dans ce guide les différentes alternatives qui s'offrent à vous pour venir à bout de ces crises. Se faire aider par un professionnel de santé ou s'en sortir seul, les possibilités sont nombreuses. Vous apprendrez également les clés pour combattre efficacement ces crises d'angoisse. Aussi, vous découvrirez les attitudes à adopter pour éviter les rechutes et consolider durablement vos acquis.

CHAPITRE I
-
Qu'est-ce qu'une crise d'angoisse ?

Décryptage d'une crise d'angoisse

L'attaque de panique est une crise aiguë au cours de laquelle vous ressentez une peur intense. Une crise d'angoisse peut se manifester n'importe où et n'importe quand: au travail, dans un magasin, dans votre voiture ou tout simplement assis dans votre canapé.

Pendant une crise, des sensations physiques désagréables s'associent à un sentiment de terreur. Ces sensations aggravent davantage la peur que vous ressentez. Dans cette situation, la peur de mourir et la peur de perdre le contrôle sont très fréquentes. Voilà pourquoi l'attaque de panique est réellement traumatisante. Une crise d'angoisse peut durer de quelques minutes à plusieurs heures. Mais en général, elle ne dure que quelques dizaines de minutes.

Les origines d'une crise d'angoisse sont nombreuses. Par exemple, face à une situation banale de stress, vous allez réagir de manière

Le guide pratique pour vaincre les crises d'angoisse

excessive. Vous allez ressentir une montée importante d'anxiété et des symptômes physiques inquiétants. Il faut savoir que les éléments déclencheurs des crises ne sont pas les mêmes pour tout le monde. Toutefois, le développement d'une crise est en général la conséquence d'une combinaison d'inconfort psychologique et de manifestations physiques. L'angoisse provoque des réactions physiologiques qui elles-mêmes provoquent de l'angoisse. Le tout vous amène à faire une attaque de panique. Heureusement, il existe des techniques pour enrayer ces attaques. Vous les verrez en détail un peu plus loin dans ce guide.

Des causes plus larges peuvent aussi être mises en avant pour expliquer l'apparition de ces crises. Certains contextes sont en effet propices au développement de crises d'angoisse. Comme par exemple:

- des problèmes personnels qui vous fragilisent
- un stress post traumatique
- des maladies psychologiques

Autant d'éléments pouvant vous fragiliser et favoriser le développement de ces crises d'angoisse.

Quoi qu'il en soit, identifier la cause d'une crise d'angoisse n'est pas toujours évident surtout lorsque vous en êtes victime.

Identifier une crise d'angoisse

Les crises d'angoisse sont parfois difficiles à identifier. Les premières fois, vous pourrez même avoir tendance à les confondre avec d'autres maladies. En effet, les symptômes d'une crise sont nombreux et variés. Il ne s'agit pas uniquement de ressentir une violente angoisse. Il faut également que des sensations physiques se manifestent dans tout le corps. Mais pas n'importe lesquelles. C'est pour ça qu'il est parfois difficile de reconnaître une attaque de panique. On peut diviser les symptômes d'une attaque de panique en deux catégories.

Dans la catégorie du ressenti psychologique, on trouve en général :

- la peur de mourir
- la peur de perdre le contrôle de soi (perdre le contrôle de son corps ou de son esprit)
- la peur de devenir fou

Dans la catégorie des sensations physiques, on trouve :

- le rythme cardiaque accéléré
- l'impression de manquer d'air
- la sensation d'étouffement ou d'étranglement
- la transpiration abondante
- des sensations de frissons ou au contraire, de bouffées de chaleur
- des nausées, des douleurs au ventre
- des sensations de fourmillements, de picotements ou d'engourdissement au niveau des membres
- des tremblements ou spasmes musculaires
- des sensations de vertige ou impression de déséquilibre
- l'impression de faire un malaise ou sensation de tête vide

- la sensation de dépersonnalisation ou sentiment d'irréalité

Comme vous le voyez, les symptômes associés à une crise d'angoisse sont nombreux. Et bien entendu, les sensations ressenties varient d'une personne à une autre. On considère qu'au moins quatre de ces symptômes doivent être ressentis pour parler de crise d'angoisse. Bien évidemment, ces symptômes doivent se manifester au même moment et dans le même contexte.

Faut-il craindre une crise d'angoisse

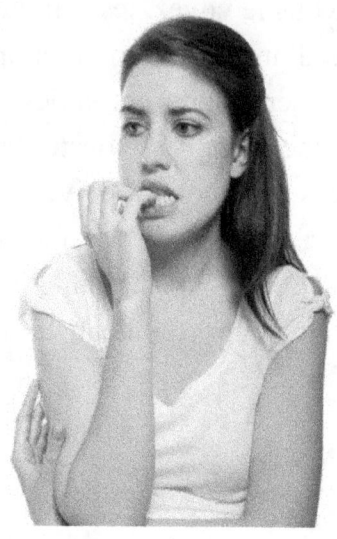

Les crises d'angoisse arrivent de manière brutale et sont incroyablement traumatisantes. Pourtant cela reste tout à fait bénin et inoffensif. C'est un peu comme la plupart de nos phobies. C'est pour ça qu'une attaque de panique ne doit pas amener systématiquement à consulter un médecin. Cela reste inoffensif. Mais étant donné que les symptômes d'une attaque de panique sont similaires à ceux d'autres maladies, il est préférable de consulter votre médecin après votre première crise. Celui-ci procédera à des examens complémentaires. Le but, bien évidemment, c'est d'écarter toutes autres pathologies ou maladies. On pense notamment aux problèmes cardiaques qui pourraient simuler les mêmes symptômes. Aussi, la consultation chez votre médecin aura également pour objectif de:

- vous rassurer par rapport à ce qui vient de vous arriver
- vous aider à rechercher l'origine de vos crises
- vous prescrire, si besoin, des médicaments pour vous relaxer
- vous orienter, si nécessaire, vers d'autres praticiens pour vous aider à avancer

Quoi qu'il en soit, à la suite de votre première crise, il est préférable de consulter votre médecin.

Les prédispositions aux crises d'angoisse

A-t-on hérité des crises d'angoisse ? Certaines maladies, comme par exemple le diabète ou le cancer du sein, sont héréditaires. Elles se transmettent de génération en génération. Aussi, vous pouvez vous demander s'il en est de même pour les crises d'angoisse. Existe-t-il des familles d'angoissées comme il existe des familles de diabétiques ? Il semblerait en effet que des prédispositions génétiques puissent être évoquées pour expliquer cette affection. Tout comme le fait d'évoluer dans certains cadres de vie pourrait également être responsable de ces attaques de panique. Difficile donc, d'évaluer la part de responsabilité de la génétique dans les crises d'angoisse.

Un autre facteur pouvant favoriser des crises d'angoisse: votre environnement. Il peut également influencer considérablement le développement de vos crises d'angoisse. On appelle *environnement* tous les éléments qui se trouvent autour de l'individu, donc de vous.

<u>L'environnement de votre enfance</u>

Votre entourage, par exemple, a une incidence (bonne ou mauvaise) sur vos attaques de panique. Un environnement familial trop protecteur durant votre enfance ou un environnement familial violent peut conduire à développer des crises d'angoisse. Le comportement du père ou de la mère est également important. Un père ou une mère absent ou étouffant sont des éléments pouvant peser sur vous et sur vos crises d'angoisse.

L'environnement actuel

Le contexte de vie et le contexte psychologique dans lequel vous êtes plongé est également important. Par exemple, si vous venez à vous séparer de votre conjoint, cela pourrait vous fragiliser sur le plan émotionnel. Il en va de même pour la perte d'un proche. On peut ajouter à cela, la fatigue physique et psychologique. Un travail stressant, prenant ou un surmenage sont des éléments qui conduisent souvent à ce que l'on appelle le *burn-out*.

Les accélérateurs de crises

Enfin, comment ne pas évoquer la prise de médicaments et de substances dans le développement de crises d'angoisse ? Certaines drogues comme le cannabis sont régulièrement pointées du doigt parce qu'elles favorisent le développement de ce genre de crises. Il en va de même pour l'alcool ou les médicaments qui agissent défavorablement sur la sensation d'angoisse à moyen terme. Enfin, il est également conseillé de ne pas abuser de boissons dites *excitantes* à base de caféine.

<u>Les différents types de phobies</u>

Les crises d'angoisse sont parfois associées à une maladie ou à un syndrome plus large. Il convient donc de faire les distinctions nécessaires entre chaque. Rien ne sert, en effet, de traiter la conséquence sans avoir mis le doigt sur la cause. C'est à vous ou à votre médecin, de déterminer le type de crises d'angoisse que vous faites. Il convient donc de déterminer de quel type d'anxiété il s'agit. En effet, on divise les troubles liés à l'anxiété en sept catégories :

- le *trouble d'anxiété* généralisé, dans lequel l'individu ressent une anxiété constante. La tension ressentie peut alors se manifester à la fois psychologiquement et physiquement. Aussi, ce sentiment doit perdurer depuis plusieurs mois
- la *phobie sociale* en lien avec la peur du jugement et du regard des autres

- le *trouble panique* que vous verrez plus tard
- l'*agoraphobie,* une peur des situations sans échappatoire. La personne souffrant d'agoraphobie angoisse également à l'idée de ne pas pouvoir recevoir du secours rapidement
- les *phobies spécifiques*, comme la peur de l'avion ou la peur des araignées
- le *stress post-traumatique*
- les *troubles obsessionnels compulsifs* (TOC)

Évitez les faux-amis

Certaines maladies ne doivent pas être confondues avec un problème d'anxiété. Ce sont des maladies qui simulent pourtant des symptômes similaires.

Parmi ces maladies, on retrouve la dépression qui se démarque d'un trouble de l'anxiété par la tristesse profonde qu'elle génère. Un manque d'entrain, une perte d'estime personnelle et un pessimisme sont autant d'indices qui laissent présager une dépression.

Enfin, certaines maladies totalement indépendantes de maladies mentales peuvent être confondues avec celles-ci. Il peut s'agir par exemple de dérèglements hormonaux ou d'hypoglycémie.

CHAPITRE II
-
Comprendre le mécanisme d'une crise d'angoisse pour mieux la combattre

Le facteur déclenchant

Contrairement à ce qu'on pourrait penser, un facteur externe ne déclenche pas directement de crise d'angoisse. En effet, le développement d'une attaque de panique est bien plus complexe que ça. Il y a pourtant bien un facteur déclenchant à l'origine de chaque crise. C'est l'association de plusieurs facteurs déclenchants qui, ensemble, provoquent des crises d'angoisse.

Les situations angoissantes sont infinies et varient d'une personne à l'autre. Impossible, donc, d'en dresser ici une liste exhaustive. Elles représentent en fait toutes les situations que vous percevez comme un danger. Rien d'anormal jusqu'ici. La peur est un sentiment naturel qui vous permet de réagir face à un danger. Si vous vous retrouvez coincé la tête sous l'eau, vous comprendrez qu'il est naturel de ressentir de la peur. Ce genre de situation constitue donc un facteur déclenchant.

Cela comprend également d'autres éléments. Ces éléments ont déjà été évoqués dans un chapitre précédent. Il s'agit par exemple de l'état psychologique dans lequel vous vous trouvez. Il y a également des facteurs qui vous prédisposent à souffrir de crises d'angoisse tels que le contexte de vie ou votre quotidien. Enfin, tous les éléments aggravants sont également à prendre en compte.

Par exemple, prendre le métro n'a rien d'angoissant à première vue? Mais prendre le métro alors que vous avez une peur bleue de vous mêler à une foule peut devenir angoissant. Et si en plus, vous avez passé votre journée à courir après le temps car vous étiez persécuté par votre responsable pour faire 1001 choses, cela peut, mis bout à bout, provoquer une crise d'angoisse.

Vous le voyez, il n'y a donc pas un élément, mais bien un ensemble d'éléments qui constituent le facteur déclenchant. Un facteur déclenchant est donc une sorte de fourre-tout. Différents paramètres s'ajoutent les uns aux autres pour former une base à la crise d'angoisse.

La réaction d'alarme

Face à une situation perçue comme un danger, le corps humain va réagir. En fait, il est plutôt intelligent. Il mobilise en effet toutes ses ressources pour vous permettre de faire face à cette situation. Cela se traduit donc par des modifications physiologiques et par l'augmentation de vos capacités physiques.

Prenons un exemple.

Vous vous promenez en forêt et vous retrouvez face à un gigantesque incendie. Vous prenez peur et vous partez en courant. Aussi surprenant que cela puisse paraître, vous courez incroyablement vite sans vous en rendre compte. Vos forces sont démultipliées. En fait, face à cette situation, votre corps mobilise toute son énergie pour vous permettre d'échapper au danger. Ce sont ces modifications physiologiques consécutives à la perception d'un danger qu'on appelle *réaction d'alarme.*

Le guide pratique pour vaincre les crises d'angoisse

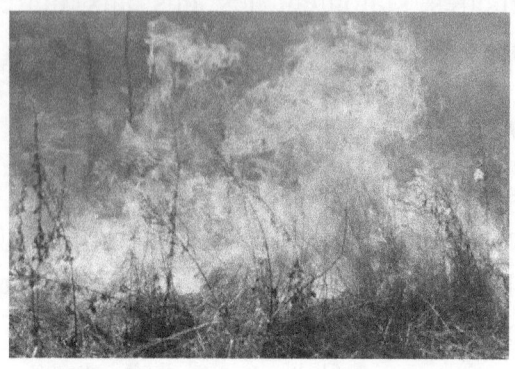

Les modifications physiologiques de la réaction d'alarme sont multiples. Votre cerveau fonctionne de manière optimale pour vous permettre de prendre une décision. Votre cœur bat plus vite. La réaction d'alarme agit également sur les muscles. Leur capacité est supérieure et ils vont pouvoir être mobilisés plus facilement. Ainsi, vous serez en mesure par exemple de courir plus vite ou avoir plus de force. Votre respiration sera aussi modifiée en devenant plus importante et plus rapide. Même votre pression artérielle est touchée puisqu'elle augmente. En somme, votre corps est au meilleur de ses capacités pour fuir le danger.

Reprenons. La perception du danger induit une réaction d'alarme dans votre corps. La réaction d'alarme induit des modifications physiologiques.

Ces modifications physiologiques améliorent vos compétences physiques et vos compétences intellectuelles. Vous êtes capable de percevoir ces modifications, semblables à des sensations. Mais alors que se passe-t-il lorsque vous prenez peur face à ces réactions naturelles ?

Tout s'accélère

Vous pouvez tout à fait percevoir les modifications physiologiques induites par une réaction d'alarme. Vous avez conscience, par exemple, que votre cœur bat plus vite. Le problème, c'est lorsque vous percevez ces réactions comme des anomalies. Vous prenez alors ces sensations comme un signal d'alerte, comme le signe que vous êtes en danger. Tous ces symptômes vont alors entraîner chez vous des pensées angoissantes. Vous allez penser que quelque chose ne va pas. Comme un voyant rouge qui s'allume sur le tableau de bord d'une voiture. Vous êtes inquiet.

Parmi les pensées angoissantes liées à ces réactions, il y a par exemple l'impression que vous allez faire une crise cardiaque. Votre cœur bat plus vite et cela vous inquiète. Il y a aussi le sentiment que vous êtes en train de vous étouffer.

Vos muscles sont contractés et vous sentez donc que votre cage thoracique est oppressée. En réalité, il n'en est rien, vous ne manquez absolument pas d'air. Et en règle générale, l'ensemble de ces sensations vous met mal à l'aise. Parfois, vous avez même l'impression d'être sur le point de faire un malaise.

En fait, ce n'est pas votre corps qui réagit anormalement. C'est vous qui prenez des réactions tout à fait naturelles et bénignes pour un signe de danger. Ces sensations désagréables vous amènent à avoir des pensées angoissantes. Vous avez le sentiment que votre corps connaît une défaillance. Et vos pensées négatives ne vont faire que renforcer votre malaise.

l'hyperventilation

Vous l'avez vu, votre corps réagit lorsqu'il perçoit un danger. Cette réaction appelée réaction d'alarme est tout à fait naturelle. Pourtant, votre attitude face à cette réaction d'alarme va être inappropriée. Vous allez réagir comme si vous étiez en danger, même si ce n'est pas le cas. Et, bien entendu, lorsque l'esprit perçoit un danger, le corps déclenche une réaction d'alarme. Ici, les symptômes angoissants que vous ressentez vont donc prendre de plus en plus d'ampleur. Plus les sensations que vous ressentez sont importantes, plus vous allez paniquer. Et plus vous paniquez, plus les sensations s'intensifient. Vous vous retrouvez face à un véritable cercle vicieux.

Aussi, l'état dans lequel vous vous trouvez risque de vous amener à faire de l'hyperventilation. L'hyperventilation, pour faire simple, c'est le fait de respirer trop d'air. Sous l'effet de l'angoisse, vous allez prendre de trop grandes inspirations. Ce n'est pas grave. Ça ne vous met pas en danger. Vous aurez peut-être même du mal à percevoir que vos inspirations sont trop fortes. Le problème, c'est que l'hyperventilation va déclencher de nouveaux symptômes. Il s'agit notamment de sensations vertigineuses, de douleurs dans la poitrine. Paradoxalement, cela peut même vous donner l'impression que vous manquez d'air. En fait, on retrouve ici toutes les sensations physiques inquiétantes ressenties lors d'une crise d'angoisse. Et même si cela est totalement sans danger, vous allez totalement paniquer. Vous verrez par la suite qu'il existe une façon très simple pour stopper l'hyperventilation.

Le guide pratique pour vaincre les crises d'angoisse

La crise d'angoisse

Vous voici arrivé au stade de la crise d'angoisse. À cet instant, vous avez le sentiment de perdre le contrôle de votre corps. Face à tous ces symptômes effrayants, vous êtes pris de panique, pensant que vous êtes réellement en danger. Mais gardez bien à l'esprit que vous ne risquez rien. Mais c'est vrai qu'une crise d'angoisse reste un événement traumatisant.

Ici, vous avez toujours la conjonction des deux facteurs. D'un côté, vous avez les sensations physiques qui induisent de la peur. De l'autre, vous avez les pensées angoissantes et la peur qui renforcent les sensations physiques. C'est toujours le même cercle vicieux. Mais par rapport au stade précédent, vous êtes à ce moment là ; au sommet de la crise. La panique et la peur sont totales, ce n'est plus une simple inquiétude. Les sensations physiques sont accablantes. Il ne s'agit plus ici de sensations physiques vaguement désagréables. On retrouve à cet instant la peur de mourir, la sensation de devenir fou et les symptômes physiques divers comme les difficultés respiratoires.

Après la pluie, le beau temps

Progressivement, et après avoir atteint des sommets, la crise va enfin se calmer. À ce stade, les sensations physiques, responsables de cette crise, vont diminuer peu à peu. La peur va aussi devenir moins pesante. Environ deux heures après la crise, l'état de tension extrême va laisser place à un état d'épuisement total. Une crise d'angoisse mobilise en effet énormément d'énergie. Vous aurez alors besoin de repos et de soutien pour comprendre ce qu'il s'est passé.

CHAPITRE III
-
De la première crise d'angoisse aux crises à répétition

Qu'est-ce qu'un trouble de panique avec agoraphobie ?

Une personne sur cinq fera face à une crise d'angoisse au cours de leur vie. Certains ne feront qu'une seule et unique crise d'angoisse. D'autres en feront quelques-unes sans que cela ne se transforme en véritable trouble. Pour d'autres personnes, en revanche, l'évolution sera moins favorable. Aujourd'hui, les crises d'angoisse se multiplient et elles développent ce qu'on appelle un trouble de panique. Le trouble de panique, c'est le fait de faire des crises d'angoisse à répétition. En général, il est doublé d'agoraphobie. L'ensemble vous handicapera grandement si vous en souffrez.

L'agoraphobie, contrairement à ce qu'on peut penser, n'est pas une peur liée aux autres. C'est en réalité une peur des grands espaces ou à l'inverse, des espaces restreints. Cela peut être également la peur de rester coincé, la peur de prendre l'ascenseur ou encore l'avion. Mais ça peut être également la peur de se retrouver au milieu de la foule, d'être bloqué dans les bouchons ou de traverser une grande place vide. Tous ces types de crise font partie de l'agoraphobie. Ce ne sont pas forcément des facteurs qui vont déclencher une crise d'angoisse. Mais petit à petit, ils vont le devenir.

En fait, en se retrouvant face à ces situations banales, vous ressentez de la peur. Vous avez les mêmes pensées angoissantes que lors d'une crise d'angoisse. Progressivement, ces situations deviennent des situations de panique que vous cherchez à éviter. Votre mode de vie, lui, évolue petit à petit. Vous subissez vos crises d'angoisse et vos pensées angoissantes. On se retrouve donc face à un trouble de panique avec agoraphobie.

Le rôle du cerveau dans vos crises

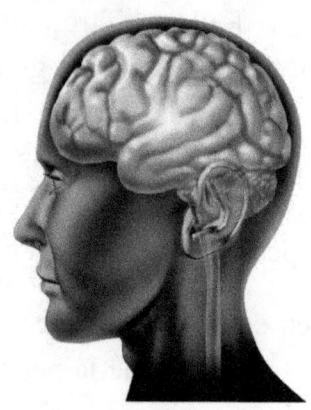

Le problème, dans le trouble panique avec agoraphobie, ce sont toutes vos pensées automatiques. Face à différentes situations, vous ressentez de la peur. Vous vous persuadez que ces situations sont dangereuses. Vous les redoutez. Parfois même, ce que vous redoutez le plus, c'est de faire une crise d'angoisse dans ces situations. Petit à petit, vous allez éviter ce dont vous avez peur. Prenons un exemple.

Vous vous sentez angoissé dans les transports en commun. Vous avez peut-être même déjà fait une crise d'angoisse dans le métro ? Dorénavant vous ne prenez plus le métro et vous allez travailler en vélo.

Ici, le problème, ce n'est pas le métro. Le vrai problème, ce sont toutes les pensées angoissantes qui sont associées au fait de prendre le métro. *« Je suis enfermé sous terre, je vais manquer d'air ». « Je vais faire une crise d'angoisse ».* Voilà le genre de pensées angoissantes qui vous amènent à éviter une situation. Au bout d'un certain temps, vous allez mettre en place des scénarios catastrophes. Vous allez alors imaginer les choses qui pourraient mal se passer si vous vous trouviez dans une telle situation. En fait, vous vous conditionnez à déclencher une réaction d'alarme dans ce contexte, en imaginant que vous êtes en danger.

À ce stade, la réaction d'alarme ne se déclenche plus simplement au moment où la situation se déroule. Vous anticipez et vous imaginez des scénarios catastrophes. Vous anticipez le fait que cela va mal se passer. Allons plus loin dans l'exemple précédent. *Votre vélo a un pneu crevé, vous êtes obligé de vous rendre à votre travail en métro. Vous ne pouvez pas faire autrement, vous ne pouvez pas éviter cette situation. Vous n'êtes pas en danger en prenant le métro. Pourtant, sur le chemin de la station, vous angoissez, par anticipation. Vous n'êtes pas encore arrivé à votre station que déjà, la réaction d'alarme s'est déclenchée. Vous ressentez alors les sensations désagréables typiques d'un début de crise d'angoisse. Vous renoncez donc à prendre le métro et téléphonez à votre bureau pour dire que vous ne viendrez pas. Vous fuyez cette situation.*

L'ancrage de vos pensées négatives

Éviter une situation qui provoque un sentiment de mal-être est naturel. Nous aspirons tous à nous sentir bien, heureux et apaisés. Et après avoir expérimenté une crise d'angoisse, on cherchera évidemment à ne plus en revivre. Il n'y a donc rien d'anormal à éviter certaines situations. Il n'y a rien de honteux à cela, même si cela vous oblige à redoubler de stratagèmes pour éviter les situations tant redoutées. Le problème, c'est que les évitements ne vous aident pas. Au contraire, ils vous maintiennent dans un cercle vicieux.

Reprenons notre exemple. Vous marchez en direction de votre station de métro. Vous avez en tête des pensées angoissantes. Vous vous imaginez des scénarios catastrophes et vous avez peut-être peur de faire une crise d'angoisse. En conséquence, vous avez amorcé une réaction d'alarme. À cet instant, les symptômes typiques d'une attaque de panique se sont déclenchés. Difficultés à respirer, rythme cardiaque accéléré, sensations vertigineuses... Vous avez renoncé et fait demi-tour. Bien évidemment, vos sensations se sont alors apaisées et vous vous êtes senti bien de nouveau.

En fait, en vous comportant de cette façon, vous entretenez la croyance selon laquelle vous étiez en danger. Vos évitements renforcent vos croyances et vos pensées négatives car ils ne vous laissent pas le temps de vérifier qu'elles sont fausses. Vous les ancrez dans votre cerveau. Vous ne vous confrontez pas à vos peurs. Comment imaginer alors qu'elles ne sont pas réelles ?

Si vous aviez pris le métro, peut-être auriez-vous réussi à gérer votre crise d'angoisse. Vous vous seriez aussi rendu compte qu'on n'y manque pas d'air. Vous auriez vu qu'il est possible de sortir facilement d'une bouche de métro. Ainsi, la fois d'après, votre appréhension aurait été moindre. Vous auriez toujours été angoissé à l'idée de prendre le métro, mais moins que la fois précédente. Ainsi, à force de prendre le métro, votre réaction d'alarme se serait déclenchée moins fréquemment. Le but étant, bien entendu, d'arriver à ne plus percevoir cette situation comme un danger. À l'inverse, vos évitements ne vous permettent pas de vivre cette expérience.

CHAPITRE IV
-
Les différentes solutions pour combattre vos crises

La clé de votre guérison

Lorsque vous décidez de soigner votre problème de crises d'angoisse, plusieurs options s'offrent à vous. La première et la plus évidente consiste à solliciter l'aide d'un médecin généraliste. Peu importe le « stade » de la maladie où vous vous situez, il peut certainement vous aider. De plus, si vous consultez un médecin, c'est que vous avez vous-même décidé de vous en sortir. Et c'est presque le plus important. Personne ne peut vous venir en aide si vous n'avez pas envie de guérir. Personne ne peut penser à votre place. Personne ne peut avancer à votre place. Prendre la décision de consulter un médecin, c'est déjà un premier pas significatif vers le chemin de la guérison.

Ensuite, le médecin généraliste a la possibilité de vous orienter vers différentes solutions pour guérir. C'est lui qui va prendre la décision par exemple de vous prescrire, ou non, des médicaments. Vous pouvez également lui poser toutes les questions qui vous passent par la tête par rapport à votre problème. Aussi, il peut vous présenter les différentes techniques thérapeutiques qui s'offrent à vous pour guérir. Si besoin, il peut également vous orienter vers d'autres confrères ou d'autres activités tel que la psychothérapie ou la pratique du yoga. Établissez avec lui votre programme pour vous en sortir. Enfin, il va vous être d'un grand secours pour vous aider à faire le suivi de votre thérapie.

Les thérapies comportementales et cognitives

Les thérapies comportementales et cognitives sont relativement jeunes puisqu'elles se sont développées depuis une cinquantaine d'années à peine. Les TCC, comme on les appelle, visent à traiter un problème en agissant sur le comportement et sur les pensées. Vous souffrez d'un problème comme des attaques de panique ? Cette approche va alors chercher à modifier votre perception des crises d'angoisse. Elle va aussi modifier votre réaction face à cette situation. Les thérapies comportementales et cognitives sont de courte durée. Elles ne durent en général que quelques mois. Malgré dans ce court laps de temps, elles donnent de très bons résultats.

Dans le traitement des crises d'angoisse, les TCC sont des approches très efficaces. Vous l'avez vu, dans le trouble de panique se mêlent des comportements (évitements) et des pensées (scénarios catastrophes). Cette approche est donc particulièrement indiquée pour sortir de ce cercle vicieux. Elle vous permet de penser autrement. *« Je ne suis pas en danger ». « Les sensations que je ressens sont normales »*. Voilà le genre de pensées auxquelles vous devrez arriver. Aussi, les TCC permettent d'apprendre des techniques de respiration. Le but ici, c'est d'apprendre à contrôler votre respiration pour éviter l'hyperventilation. Aussi, le traitement repose sur la technique de l'exposition. L'exposition consiste à *« s'exposer »* aux situations évitées jusque-là. Vous commencez par les situations les moins délicates. Vous vous exposez à des situations plus difficiles par la suite. En fait, vous affrontez progressivement les situations que vous redoutez le plus. Et vous apprenez à ne plus en avoir peur pour retrouver une vie normale.

Les thérapies comportementales et cognitives se font en cabinet. Généralement, une séance par semaine est suffisante. La séance dure de 30 minutes à 1 heure. Entre chaque séance, vous avez des exercices à faire. Le thérapeute peut par exemple vous demander de vous exposer à une situation précise. *« Cette semaine, vous devez essayer de prendre le métro »*. Votre implication personnelle est donc totale. C'est vous qui êtes à l'origine de votre guérison, car c'est vous qui apprenez à modifier votre comportement. Aussi, vous verrez dans la partie *« Guérir seul »* qu'il est possible de s'approprier ces techniques sans l'aide d'un thérapeute avec des résultats remarquables.

L'aide médicamenteuse

Plusieurs types de médicaments peuvent être administrés en cas de crises d'angoisse. Bien entendu, ces médicaments ne peuvent être prescrits que par le médecin traitant ou par un spécialiste. Ce sont notamment des antidépresseurs et des anxiolytiques. La prescription de ce type de produits ne doit pas être prise à la légère. Dans certains cas, pourtant, ils peuvent grandement aider le patient. Mais seul un médecin compétent peut décider d'en prescrire, ou non. En fonction de votre situation, de vos antécédents, un protocole de soin sera alors mis en place. Pourtant, il ne faut pas croire que ces médicaments sont un remède miracle. Si votre médecin ne vous en prescrit pas, c'est parce qu'il juge qu'ils ne seront pas adaptés à votre cas. Et inversement, bien évidemment.

Les solutions naturelles

D'autres types de médicaments peuvent également aider à soulager les crises d'angoisse. Il s'agit notamment de médicaments prescrits en homéopathie, en phytothérapie, et autres.

Phytothérapie : la phytothérapie est la médecine qui utilise les plantes et leurs pouvoirs. Dans le cas des crises d'angoisse, on cherche à soulager le sentiment d'anxiété générale. On se sert alors de gélules ou on prépare des tisanes à base de plantes. Pour traiter les crises d'angoisse, on se dirige plutôt vers des plantes comme la valériane, la passiflore ou encore la camomille. Ces plantes n'ont pas d'effet direct sur la crise d'angoisse. Elles permettent pourtant de s'endormir plus facilement et de se détendre au quotidien. Ainsi, si vous êtes plus reposé et plus détendu vous vous retrouvez dans une posture plus efficace pour lutter contre les crises d'angoisse. Attention toutefois, les plantes, bien que naturelles, ne sont pas sans danger. Elles peuvent interagir avec d'autres médicaments. En cas d'abus, elles peuvent aussi se révéler néfastes. En cas de doute, demandez conseil à votre pharmacien.

Homéopathie : l'homéopathie est un traitement qui suscite beaucoup de controverses. Il est vrai que son mode de fonctionnement ne correspond en rien aux traitements occidentaux que vous connaissez. Pourtant, l'homéopathie peut vous aider lorsque vous souffrez de crises d'angoisse. Comme dans le cas de la phytothérapie, on cherche à diminuer le sentiment d'anxiété générale. Le traitement est administré sous forme de gouttes ou de granules. On se tourne alors vers l'Ignatia ou encore vers l'Argentum Nitricum 9 CH par exemple.

Huiles essentielles : les huiles essentielles présentent de nombreuses vertues. Notamment celle à apaiser un individu. Dans le traitement des crises d'angoisse, on se tourne vers des huiles essentielles comme la lavande. L'huile essentielle d'ylang-ylang ou de camomille a également un fort pouvoir relaxant. Attention toutefois, les huiles essentielles sont à utiliser avec précautions. Certaines doivent être diluées avant utilisation. D'autres ne doivent pas être utilisées avant une exposition au soleil, etc.

Les thérapies alternatives

De nombreuses alternatives thérapeutiques existent pour soigner ou pour soulager des crises d'angoisse. Ces méthodes pourront être associées à un protocole de soin traditionnel. Il y a par exemple le yoga, la luminothérapie, le contrôle de la respiration, le toucher thérapeutique, etc. Certaines de ces approches ont démontré leur efficacité. D'autres, en revanche, n'ont pas encore été suffisamment étudiées pour se prononcer sur leurs effets.

Le yoga : le yoga est une discipline indienne millénaire qui a véritablement explosé en France au cours des quinze dernières années. Elle est basée sur la pratique de postures. Chaque posture permet de travailler sur une zone du corps et sur la circulation des énergies. Le yoga est une approche très intéressante dans le traitement de crises d'angoisse. En effet, grâce à cette discipline, vous allez pouvoir reconnecter votre esprit à votre corps. Vous allez apprendre des techniques de relaxation. Vous allez aussi apprendre à vous écouter respirer. Ainsi, le yoga aide à avoir une meilleure connaissance de votre corps. Cela permet de mieux comprendre les signaux qu'il vous envoie. Une relation au corps apaisée est un premier pas vers la guérison des crises d'angoisse.

La luminothérapie : la luminothérapie n'est pas une technique permettant de contrôler vos crises d'angoisse. Pourtant, surtout en hiver, elle est d'un grand secours pour le traitement des états dépressifs et anxieux. Elle permet de mieux dormir et d'être de meilleure humeur. Ainsi, la luminothérapie aide à prévenir les crises d'angoisse. En agissant sur votre forme générale, elle vous rend plus fort face aux attaques de panique.

La respiration : pratiquer le contrôle de la respiration est une bonne technique pour se détendre. La meilleure façon de la comprendre est de réaliser ce petit exercice chez vous.

Asseyez-vous sur une chaise, le dos bien droit. Restez au calme, sans télévision, sans musique. Prenez dix minutes pour écouter votre respiration.

Si elle est forcée ou au contraire trop ample, essayez de parvenir à une respiration plus naturelle. Placez une de vos mains sur le haut de votre ventre. Observez votre respiration et localisez vos tensions. Imaginez que votre expiration balaye les zones de tensions. Votre souffle est une vague et vos zones de tensions de petites flammes. Progressivement, votre souffle éteint ces zones. Attention toutefois à garder une respiration douce, naturelle et sans effort. Pratiquez cette technique environ 10 minutes par jour. Dès que vous ressentez des tensions, recentrez-vous sur votre respiration. Vous pouvez faire ça, n'importe où, n'importe quand. Dès que vous vous sentez submergé par vos émotions, concentrez-vous sur votre respiration.

Seul ou accompagné ?

On parle souvent d'aller voir son médecin traitement ou consulter des spécialistes, mais peut-on guérir seul ? Peut-on sortir de ses angoisses sans aide extérieure ? Malheureusement, il n'y pas qu'une seule et unique réponse à cette question. En fonction de votre propre situation, vous aurez peut-être besoin de faire appel à un médecin. Si par exemple, vous n'êtes plus en mesure de sortir de chez vous ? Si vos vies personnelles et professionnelles souffrent grandement de vos crises d'angoisse ? Si vous avez essayé d'avancer seul, mais que vous n'y arrivez pas ? Alors oui, il vaut peut-être mieux consulter un professionnel de santé. Aussi, votre médecin peut vous être utile au commencement de la maladie si vous ne saisissez pas encore tout ce qui vous arrive ou si vous n'avez pas encore une vision claire de votre problème. Un médecin pourra alors vous expliquer ce qu'il se passe en détail et vous lancer sur le chemin de la guérison.

À l'inverse, il est tout à fait possible de vous soigner seul lorsque vous souffrez de crises d'angoisse. En fait, même en consultant un médecin, c'est vous qui serez à l'origine de votre guérison. De toute évidence, le médecin ne pourra pas avancer à votre place. Si après ce que vous venez de lire, vous avez compris le mécanisme des crises d'angoisse et que vous vous sentez capable d'avancer seul, alors lancez-vous ! Vous pourrez faire le même travail qu'avec un thérapeute, mais seul. Vous pourrez par exemple, pratiquer des techniques d'exposition que vous verrez plus tard. Aussi, rien ne vous empêchera de consulter un médecin à tout moment durant votre processus de guérison.

CHAPITRE V
-
Le mode d'emploi pour guérir seul

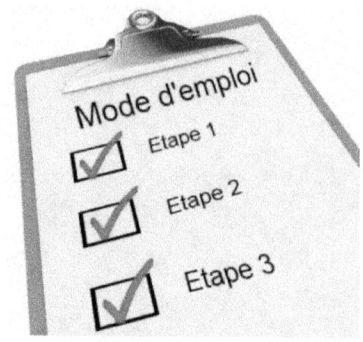

Reconnaître et accepter sa maladie

Il n'est pas toujours évident de reconnaître puis d'accepter ses attaques de panique. Bien souvent, vous ne comprenez pas ce qu'il vous arrive. Vous ne comprenez pas pourquoi brusquement, votre vie est chamboulée. Souffrir de crises d'angoisse est parfois perçu comme une chose honteuse. Vous vous sentez faible, vous avez honte de ne pas arriver à dépasser vos angoisses. Vous cachez vos difficultés aux autres ou vous les minimisez. Progressivement, votre quotidien change, parfois même inconsciemment.

Vous sortez moins, vous évitez les choses qui vous font peur. Vous ne sortez qu'avec des personnes de confiance, et votre cercle d'amis se réduit peu à peu. Vous vous retrouvez même parfois à être en colère contre votre entourage lorsque celui-ci vous met face à vos difficultés. Tantôt c'est de l'agacement, tantôt c'est de la tristesse voire du déni.

Pour guérir, il faut reconnaître sa maladie. Il faut laisser votre orgueil au placard, surtout devant vos proches. Il faut laisser tomber les barrières. Ensuite seulement, il convient de regarder les choses en face. Est-ce un problème passager ? Est-ce un problème vraiment handicapant ? Peut-on dire que vous n'arrivez pas à y faire face ? Avez-vous besoin d'aide ?

Reconnaître votre problème, c'est savoir l'analyser. C'est la première étape avant d'envisager un futur sous de meilleurs auspices. Aussi, il faut comprendre que ce qui vous arrive n'est pas de votre faute. Renseignez-vous sur les attaques de panique. Comprenez que celles-ci impactent un très grand nombre de personnes. Vous n'êtes pas seul. Ce n'est en aucun cas un signe de faiblesse.

Accepter votre maladie est autre chose que la reconnaître. Accepter votre maladie, c'est faire le deuil d'avant les crises d'angoisse. Cela ne veut pas dire qu'il faut que vous acceptiez d'être handicapé par vos crises. Il s'agit ici de ne pas regretter le temps passé. Le temps où tout allait bien. Comment avancer si vous regardez en arrière ? Le chagrin n'aide pas à avancer. Accepter d'avoir cette difficulté aujourd'hui, c'est envisager un avenir plus radieux demain.

Le rôle de l'entourage

Votre entourage a un rôle particulier à jouer dans votre guérison. Il peut être positif ou au contraire, négatif. Rien de surprenant pourtant. Ceux qui n'ont jamais été confrontés à des crises d'angoisse ont parfois du mal à les comprendre. On accuse parfois de paresseux ou de faibles ceux qui en souffrent. On pense que vous ne faites pas d'efforts. On pense également que vous vous trouvez des excuses. Voilà pourquoi certains malades se replient parfois sur eux-mêmes.

Pourtant, votre entourage peut vous être d'un grand soutien. Il ne s'agit pas ici de vous épauler au point que vous en deveniez dépendant. Il s'agit là de vous soutenir de différentes manières :

La première étape pour votre entourage consiste à écouter ce que vous ressentez. Impossible de comprendre ce que vous vivez sans vous écouter en parler. Il s'agit donc de rester à l'écoute et garder un esprit ouvert. En effet, certaines de vos peurs pourront parfois paraître irrationnelles pour celui qui ne les vit pas. Écouter sans juger est donc une première étape importante.

La seconde étape, est peut-être de se documenter sur le sujet. Pourquoi, par exemple, ne pas leur faire lire ce guide ? Ne pas rester sur des préjugés sans connaitre réellement le domaine. Savoir, c'est comprendre et donc, accepter.

La troisième et dernière étape consiste à jouer le rôle de supporter et d'accompagnateur en s'intéressant à vos progrès et à vos difficultés. Il peut aussi vous proposer de vous accompagner dans des sorties. Bref, il a un rôle tout à fait positif à jouer dans votre guérison.

Toutefois, si jamais ils ne participent pas à votre guérison, n'en faites pas une montagne. Les gens ont parfois du mal à comprendre ce qui ne les concerne pas. C'est comme expliquer que la Terre est ronde à ceux qui la croient plate. Ne prenez pas leur jugement trop à cœur. Ne prenez que le positif et laissez tout le reste. Essayez d'expliquer calmement votre situation. Si vous en ressentez le besoin, vous pouvez le mettre par écrit. Voir même rencontrer un médecin en leur présence. S'ils vous jugent toujours négativement, alors avancez sans eux. Ce qui compte, c'est votre guérison, et cela passe par le jugement que vous portez sur vous-même. Soyez votre meilleur ami.

Listez les causes de votre anxiété

Pour commencer, achetez un carnet. Celui-ci vous servira à noter vos exercices et l'état d'avancement. Dans un premier temps, notez les situations qui font monter en vous de l'anxiété. Ces situations ne doivent pas obligatoirement conduire à une crise d'angoisse. Il peut s'agir simplement de situations qui vous gênent. Vous êtes mal à l'aise au supermarché ? Faites l'effort d'y aller malgré cette gêne ? Notez « aller au supermarché » sur votre carnet. Notez également toutes les situations dans lesquelles vous avez fait des crises d'angoisse et toutes celles dans lesquelles vous pensez que vous feriez des crises d'angoisse.

Enfin, marquez toutes les situations que vous évitez. Par exemple, si vous refusez catégoriquement de prendre le métro, c'est un évitement. Les évitements peuvent également être intermittents. Vous ne prenez le métro que les fois où vous n'avez vraiment pas d'autre choix. Vous prenez le vélo les autres jours, même si c'est moins pratique. Vous faites cela uniquement à cause de votre malaise. C'est un évitement.

Voici un exemple de liste :

- aller au cinéma
- prendre les transports en commun
- se déplacer autrement qu'en voiture
- faire la queue dans un magasin
- conduire
- aller au restaurant
- prendre l'ascenseur
- être coincé dans les bouchons
- traverser une place
- être dans la foule
- traverser un pont …

Le guide pratique pour vaincre les crises d'angoisse

L'établissement de cette liste pourra vous prendre quelques jours. Il arrive qu'on évite de manière inconsciente certaines situations. Il vous faudra donc y réfléchir longuement. Aussi, n'hésitez pas à la mettre à jour régulièrement. Dès qu'une situation vous revient à l'esprit, notez-la. Attention toutefois ! Ces situations doivent correspondre à des situations où l'angoisse n'est pas naturelle. Il est normal, en effet, de ressentir de l'angoisse dans certaines situations. Cela fait partie de la vie. Ne notez pas ces situations dans votre liste. En revanche, « faire la queue » ne devrait pas être une situation angoissante. Vous voyez la différence...

Enfin, mettez une note à l'anxiété que vous ressentez dans ces situations. Notez de 1 à 10. 1, vous êtes totalement à l'aise dans cette situation. 10, vous paniquez totalement. C'est le stade de la crise d'angoisse. À 5, on peut considérer que vous êtes anxieux, sans pour autant avoir besoin de fuir. De la même manière, vous pouvez mettre vos notes à jour ultérieurement. Ensuite, classez les situations des moins angoissantes aux plus angoissantes. Cette liste va vous servir à établir votre programme d'exposition. Toutes les situations doivent être testées, progressivement.

À côté de ça, vous pouvez faire une liste des techniques que vous utilisez pour vous rassurer. Vous portez constamment des lunettes de soleil ? Vous êtes mal à l'aise si vous sortez sans écouter de la musique avec votre MP3 ? Vous emportez toujours une bouteille d'eau avec vous ? Si vous faites cela à cause de votre angoisse, notez-le sur une liste. Progressivement, vous devrez apprendre à expérimenter les situations angoissantes sans ces béquilles. La clé de la réussite, c'est votre volonté à passer au-dessus de vos angoisses.

Exemple de liste d'attitudes rassurantes :

- porter des lunettes de soleil même lorsque c'est inutile
- rester sur la voie de droite sur une route à deux voies
- avoir toujours une bouteille d'eau / du sucre avec soi
- écouter constamment de la musique avec des oreillettes à l'extérieur
- choisir des places excentrées au cinéma

Listez les situations angoissantes

Le principal problème au cours d'une crise d'angoisse, c'est la peur des sensations physiques ressenties. Pour ne plus faire de crises, il ne faut plus avoir peur des symptômes angoissants. Il existe des techniques pour vous y désensibiliser. Elles consistent à reproduire volontairement ces sensations physiques. Progressivement, vous vous confrontez à ces symptômes. Vous observez vos sensations. Le but, c'est de finir par ne plus en avoir peur. À terme, les sensations doivent être perçues comme étant inoffensives. Cela ne veut pas dire que vous devez les trouver agréables. Les sensations vertigineuses sont désagréables, mais elles ne sont pas un signe de danger pour autant.

Vous l'aurez compris, ici aussi il vous faut établir une liste. Listez donc toutes les sensations qui vous angoissent. Il peut y avoir une multitude de petites choses qui vous rendent nerveux. Encore une fois, il doit s'agir de symptômes en lien avec la crise d'angoisse.

Voici un exemple de liste de sensations angoissantes :

- cœur qui bat vite
- impression de manquer d'air
- sensations vertigineuses
- tête vide en lien avec l'hyperventilation …

Pratiquez ensuite des exercices pour vous y désensibiliser. Les exercices doivent être réalisés plusieurs fois par semaine. L'idéal, même, est de les pratiquer quotidiennement. Il faut consacrer au moins 10 ou 15 minutes par jour à la réalisation de ces exercices. Faites un compte-rendu de chaque exercice sur votre carnet. Notez vos impressions au moment de l'exercice. Prenez ensuite un peu de recul pour faire le point. Notez de nouveau vos pensées.

Prenons un exemple. Vous redoutez les sensations vertigineuses au cours de vos crises. Pratiquez l'exercice suivant. Debout, les yeux fermés, tournez sur vous-même très rapidement. Faites comme font les enfants, tendez les bras. Arrêtez-vous après quelques tours et observez ce que vous ressentez. Logiquement, vous allez ressentir des vertiges. Peut-être même allez-vous vous appuyer contre une chaise en attendant que cela passe. Notez les pensées qui vous passent par la tête. *« J'ai peur »*. *« Je vais faire un malaise »*. Répétez l'exercice tous les jours. Au final, vous prenez l'habitude de ressentir ces sensations. Vous réalisez qu'il ne se passe rien. Vous ne faites aucun malaise même avec beaucoup de vertiges. Les sensations vertigineuses s'estompent peu à peu. Et en attendant, rien d'autre ne se passe. Ainsi vous modifiez votre perception de la sensation vertigineuse. Continuez autant de jours que nécessaire. Continuez jusqu'à ne plus en avoir peur.

Pour chaque symptôme physique angoissant ressenti, trouvez un exercice de désensibilisation. Pratiquez-le régulièrement. Ainsi, vous serez plus à l'aise avec les sensations physiques de la crise d'angoisse.

Gagnez des batailles contre votre adversaire

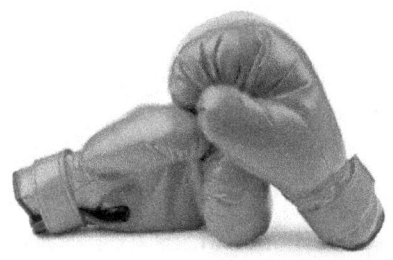

Pour ne plus faire de crises d'angoisse, vous devez vous exposer. L'exposition consiste à affronter les situations qui génèrent chez vous de l'angoisse. Reprenez votre liste sur les causes de votre anxiété. Vous avez classé les situations des moins angoissantes aux plus angoissantes. À partir de cette liste, établissez votre programme d'exposition. Prenez une situation facile pour débuter. Vous avez donné une note de 3 sur 10 à « faire la queue » par exemple ? Alors, choisissez cette situation pour démarrer votre programme d'exposition.

Voici ce que vous devez faire. Plusieurs fois dans la semaine, placez-vous volontairement dans la situation redoutée. Rendez-vous par exemple au supermarché à plusieurs reprises. Rappelez-vous que ceci est un exercice. Vous devez avoir envie de le faire. Si vous vous sentez obligé de le faire, cela ne marchera pas. Ne vous rendez pas au supermarché pour faire vos courses. Achetez juste un ou deux produits. Vous êtes ici dans un exercice d'observation.

Pour que l'exposition donne des résultats, vous devez respecter certaines règles. Tout d'abord, affrontez la situation suffisamment longtemps. Si vous allez au restaurant par exemple, ne partez pas au moment où l'angoisse est la plus forte. Vous ne feriez que renforcer votre sentiment d'anxiété pour les prochaines fois. Au contraire, restez et attendez que l'anxiété diminue. Partez seulement lorsque vous vous sentez à l'aise. La fois suivante, vous aurez ainsi moins peur d'y retourner.

Vous devez toujours vous exposer en suivant ces règles. Ne passez pas à une nouvelle situation si vous n'avez pas terminé celle en cours. N'ayez pas peur d'y passer plusieurs semaines. Aussi, ne cherchez pas à aller trop vite. C'est une erreur courante à cause de laquelle certains récidivent. Allez-y progressivement, même si cela est un peu frustrant. La patience et la persévérance sont les clés du succès. Si vous avez des difficultés à vous exposer, demandez-vous si la situation n'est pas trop complexe à votre stade. Commencez par des exercices faciles jusqu'à être capable d'affronter des situations plus angoissantes. La prise de confiance est nécessaire, et cela passe par un enchainement de petites réussites.

Observez-vous

L'exposition en elle-même ne sert à rien si vous ne vous observez pas. En fait, l'exposition doit permettre de modifier vos scénarios catastrophes. Vous devez vérifier par vous-même que vos angoisses ne sont pas fondées. Ainsi, l'exposition sert à chasser vos pensées angoissantes. Ici aussi, vous devez noter vos impressions sur votre carnet.

Pour vous observer, exposez-vous. Ensuite, notez dans votre carnet la date et le type d'exposition que vous avez réalisé. Notez alors vos observations concernant vos pensées angoissantes. Repérez les scénarios catastrophes que vous vous êtes imaginés. Ensuite, notez les symptômes que vous avez ressentis. Difficultés pour respirer, vertiges, consignez tout soigneusement dans votre carnet. Enfin, observez votre comportement. Vous étiez dans le métro et avez écouté de la musique pour vous couper du monde ? Ceci est la technique que vous utilisez pour vous rassurer. En réalité, cette attitude vous conforte dans votre impression de danger. Progressivement, modifiez votre comportement et exposez-vous sans ces béquilles.

La deuxième partie consiste à repenser votre expérience. Pour cela, tirez une conclusion objective de ce qui vous est arrivé. Par exemple, vous avez noté « J'ai des sensations vertigineuses » en symptômes ressentis. En pensées angoissantes vous avez marqué « Je vais m'évanouir ». Pourtant, vous savez grâce à la partie II que ce n'est pas vrai. Reliez alors chaque symptôme à sa cause réelle : hyperventilation, réaction d'alarme, etc. Ainsi, vous modifiez la perception que vous avez de vos sensations physiques. Progressivement, vous n'êtes plus effrayé. Appuyez-vous sur ce que vous savez désormais du mécanisme de la crise d'angoisse (partie II).

Enfin, reprenez les scénarios catastrophes imaginés avant et pendant l'exposition. *« Je suis dans l'ascenseur, je vais étouffer ». « Je vais mourir ».* Cela s'est-il avéré exact ? Peut-être étiez-vous gêné pour respirer ? Mais vous n'avez pas manqué d'air. De plus, vous savez que c'est la réaction d'alarme qui génère ce genre de sensations. Mais cela ne vous amène pas à l'étouffement. C'est simplement une sensation désagréable qui ne va pas plus loin que ça. Il y a suffisamment d'air dans l'ascenseur, vous n'êtes pas en danger. Vous vous êtes senti mal, mais votre cœur a très bien tenu le coup. Vous avez réussi à passer cette épreuve. En repensant vos sensations, vous réussirez à passer cette épreuve à chaque fois. « L'ascenseur va tomber en panne ». Cela arrive très rarement. Même si cela arrivait, vous pourriez appeler des secours. En respirant calmement, vous ne feriez pas de crises. Vous pourriez respirer sans problème puisque l'ascenseur est aéré. Même en cas de crise d'angoisse, vous vous sentiriez très mal, mais vous ne seriez pas en danger.

En fait, en vous exposant progressivement, vous vous apercevez que vous êtes capable d'affronter ces situations. Même si vous ne vous sentez pas bien, il ne vous arrive rien de grave. Chaque sensation physique a une explication. Chaque explication remet en cause vos scénarios catastrophes. S'il n'y a plus de pensées angoissantes, il n'y a plus de crises d'angoisse. Cela se vérifie à force de vous exposer. Vous vous rendez compte que le problème réel, c'est votre peur, pas l'ascenseur. En réalisant que votre peur est infondée, vous n'avez plus peur d'affronter ces situations délicates.

Reprenez la maîtrise de votre respiration

Le contrôle de la respiration est très important lorsque vous ressentez les prémices d'une crise. Contrôler votre respiration permet de court-circuiter la crise d'angoisse. En évitant l'hyperventilation, vous évitez de multiplier les symptômes qui vont avec. Vous évitez également les pensées angoissantes associées. Aussi, vous vous sentez plus fort. En réussissant à faire taire votre crise, vous prenez de l'assurance. Et c'est une très bonne chose pour les prochaines crises.

Pour contrôler l'hyperventilation, respirez doucement par le nez. Ne prenez pas une trop grande inspiration. Au contraire, prenez une inspiration douce, sans forcer. Ensuite, bloquez votre respiration. Comptez jusqu'à quatre. Expirez doucement par le nez. Bloquez de nouveau votre respiration et comptez de nouveau jusqu'à quatre. Reprenez une inspiration douce et bloquez. Faites ça autant de fois que nécessaire. Petit à petit, les sensations angoissantes s'estomperont. Vous pouvez même ressentir plus de tranquillité. Vous réussissez à passer le cap de la réaction d'alarme sans tomber dans la panique totale. Peu à peu, vous observez un retour au calme.

CHAPITRE VI
-
L'entretien de votre réussite

Le rôle de l'alimentation au quotidien

Lorsque vous irez mieux, vous pourrez faire différentes choses pour conserver vos acquis. Il s'agit en réalité de travailler sur votre forme physique et mentale globale. L'objectif est d'être au meilleur de votre forme pour être plus fort face aux crises. Vous cherchez ici à éviter de créer des facteurs pouvant précipiter les crises d'angoisse. Ainsi, vous pouvez vous appuyer sur une alimentation équilibrée pour être au meilleur de votre forme.

Il existe en effet, dans l'alimentation, plusieurs ennemis qu'il convient d'identifier. Il ne s'agit pas de vous priver de tout, mais simplement d'avoir une consommation modérée des produits à risque. Les premiers produits à éviter sont bien évidemment ceux qui contiennent des excitants comme la caféine et la théine... Il s'agit donc du café, du thé, mais aussi des boissons énergisantes et des sodas. Ces boissons, consommées à forte dose, risquent en effet d'être à l'origine d'une sensation de nervosité. Aussi, les produits extrêmement sucrés ont tendance à produire les mêmes effets chez certaines personnes. Ne vous privez pas de sucre. Évitez simplement de multiplier les apports en sucre au cours d'une même prise alimentaire.

Aussi, méfiez-vous des repas trop légers et des restrictions alimentaires trop importantes. En effet, la sensation d'hypoglycémie peut elle aussi générer une sensation angoissante. Parfois, les sensations d'hypoglycémie peuvent même s'apparenter à celles des crises d'angoisse. Eviter donc de vous retrouver régulièrement dans cet état.

Attention toutefois. Le contrôle de l'alimentation ne doit pas devenir une « technique » ou une attitude pour éviter les crises. Ce n'est pas le but recherché. Il ne faut d'ailleurs pas craindre les sensations ressenties après avoir bu trop de café par exemple. Non. Le but, c'est de ne pas vous fragiliser inutilement en devant affronter constamment ces sensations désagréables.

Votre meilleur allié

Le sport est le meilleur allié des personnes souffrant d'anxiété. En effet, le sport vous permet de vous défouler et de vous décharger de votre stress. Il vous permet également de libérer ce qu'on appelle des endorphines. Grâce aux endorphines, vous vous sentez bien, apaisé. Aussi, vous êtes dans un meilleur état d'esprit, plus positif. Vous vous sentez plus fort. Le sport est aussi un loisir. Il contribue donc à rendre votre quotidien plus épanouissant.

Le sport est donc recommandé pour éviter les attaques de panique. En effet, il se peut que vous manquiez de confiance par rapport à votre corps. Vous êtes alors particulièrement inquiet des signaux que vous ressentez. Par exemple, vous pensez ne pas aller bien et être en train de faire une crise cardiaque. En faisant du sport, vous prenez conscience des capacités de votre corps. Vous vous apercevez que celui-ci supporte très bien des efforts physiques importants. Votre cœur bat vite et bien. Vos poumons se remplissent parfaitement d'air lorsque c'est nécessaire. Vous pouvez courir sans faire un malaise. Voilà des choses qui vous rassurent quant à l'état de votre corps. Vous êtes donc plus en confiance.

Restez vigilant sur la qualité de votre sommeil

Le manque de sommeil est le pire ennemi de la plupart d'entre nous. Sans un sommeil suffisant, vous vous sentez fatigué, mais pas que. En effet, ce sont aussi des sensations comme la nervosité ou l'irritabilité qui se manifestent. Là encore, c'est un état que vous devez chercher constamment à éviter quand vous êtes sujet aux crises d'angoisse. Il ne faut pas avoir peur de manquer de sommeil de temps en temps. Dans l'ensemble, pourtant, vous devez veiller à dormir suffisamment. Prendre soin de vous, avoir une bonne hygiène de vie, c'est important pour ne pas vous fragiliser. On cherche ici à éviter de créer un terrain propice aux crises d'angoisse. En moyenne, un adulte doit dormir environ 7H30 par jour.

Exposez-vous au maximum

Ne vous reposez pas sur vos lauriers. Ne vous contentez pas d'aller un peu mieux et traquez vos attaques de panique jusqu'au bout. Lorsque vous ressentez une gêne dans une certaine situation, recommencez à vous exposer. Suivez le même protocole que vous avez vu précédemment. Il s'agit en réalité de ne pas laisser s'installer de nouvelles pensées angoissantes. Aussi, vous pouvez vous relaxer vis-à-vis de vos crises lorsque vous avez consolidé vos acquis. Laissez votre carnet de côté et exposez-vous sans même vous en rendre compte. C'est important. Vous recommencez à éviter certaines situations ? Exposez-vous encore et encore. Il est tout à fait normal, de temps en temps, de vous sentir moins en confiance.

Comment réagir face à une rechute

Il ne faut pas avoir peur des retours en arrière. Ce ne sont pas le signe d'un échec. Aller mieux demande du temps. Si vous avez fait une crise d'angoisse, il ne faut pas tout remettre en question pour autant. Au contraire, essayez de comprendre ce qu'il s'est passé. Cela ne doit pas devenir une obsession. Peut-être avez-vous affronté une situation nouvelle ? Peut-être avez-vous affronté une situation trop rapidement ?

Reprenez les techniques d'exposition et de respiration depuis le début. N'ayez pas peur de revenir en arrière. Aussi, ne cherchez pas à aller trop vite. Exposez-vous progressivement. Notez comme d'habitude vos sensations, vos pensées et vos observations sur votre carnet. Petit à petit, vous allez de nouveau aller mieux. Si vous aviez été trop vite précédemment, alors prenez votre temps cette fois-ci.

Aussi, il se peut que vos crises d'angoisse réapparaissent à la suite d'un changement dans votre vie. Dans ces cas-là, réévaluez la nécessité de faire appel à une aide extérieure. Si vous avez vécu un événement traumatisant, peut-être devriez-vous consulter un professionnel. Prenez rendez-vous avec votre médecin généraliste. Il pourra vous accompagner et vous orienter pour faire face à cette situation.

Le guide pratique pour vaincre les crises d'angoisse

À VOUS DE JOUER

Et voilà ! Vous êtes enfin prêt à combattre votre maladie. Comme vous avez pu le constater, vaincre vos crises d'angoisse n'est pas une tâche insurmontable. Cela demande néanmoins de votre part d'accepter et de prendre en main votre guérison. Que ce soit seul ou accompagné, la réussite de votre guérison ne tient qu'à vous. Mais attention, la guérison n'est pas un long fleuve tranquille ! Il y aura des hauts mais aussi des bas. Soyez fort et accrochez-vous au succès de la guérison.

PRISE DE NOTES